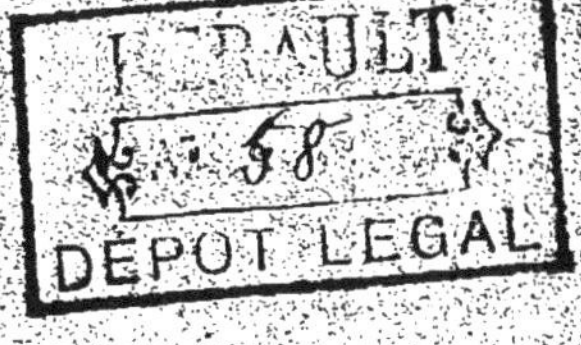

SUR LES VARIATIONS

DE L'INDICE RÉFRACTOMÉTRIQUE DU SÉRUM

PARTICULIÈREMENT APRÈS LA SAIGNÉE

Travail de la Clinique médicale du professeur Vedel

SUR LES VARIATIONS
DE
L'INDICE RÉFRACTOMÉTRIQUE DU SÉRUM
PARTICULIÈREMENT APRÈS LA SAIGNÉE

PAR

Pierre SIMÉON
DOCTEUR EN MÉDECINE
INTERNE DES HOPITAUX DE MONTPELLIER
DÉCORÉ DE LA MÉDAILLE MILITAIRE ET DE LA CROIX DE GUERRE

MONTPELLIER
IMPRIMERIE FIRMIN & MONTANE
3, rue Ferdinand-Fabre et quai du Verdanson
1923

PERSONNEL DE LA FACULTÉ

Professeurs

Anatomie	MM. GILIS.
Histologie	VIALLETON.
Physiologie	HEDON.
Chimie biologique et médicale	DERRIEN, *doyen.*
Physique médicale	PECH.
Botanique et histoire naturelle médicales	GRANEL.
Anatomie pathologique	GRYNFELTT.
Microbiologie	LISBONNE.
Pathologie et thérapeutique générales	BOSC.
Pathologie médicale et clinique propédeutique	RIMBAUD.
Thérapeutique et matière médicale	VIRES.
Hygiène	BERTIN-SANS (H.)
Médecine légale et médecine sociale	N...
Clinique médicale	DUCAMP. VEDEL.
Clinique chirurgicale	FORGUE, *assesseur.* ESTOR.
Clinique obstétricale	VALLOIS.
Clinique des maladies mentales et nerveuses	EUZIÈRE.
Clinique ophtalmologique	TRUC.
Clinique des maladies des enfants	LEENHARDT.
Clinique chirurgicale infantile et orthopédie	MASSABUAU.
Clinique gynécologique	DE ROUVILLE
Clinique d'oto-rhino-laryngologie	MOURET.
Clinique des maladies des voies urinaires	JEANBRAU.
Accouchements (ch. d. c.)	P. DELMAS.

Honorariat

Doyens honoraires: MM. VIALLETON et MAIRET.
Professeurs honoraires: MM. E. BERTIN-SANS, RODET, BAUMEL, TEDENAT, MAIRET.

Secrétaires honoraires: MM. GOT et IZARD

Chargés de Cours complémentaires

Anatomie	MM. DELMAS (J.).
Clinique propédeutique de chirurgie	RICHE.
Clinique des maladies syphilitiques et cutanées	MARGAROT.
Médecine opératoire	SOUBEYRAN.
Pathologie chirurgicale	ETIENNE.
Accouchements	DELMAS (P.).
Pharmacologie	GALAVIELLE.
Matière médicale	CABANNES.
Médecine légale et médecine sociale	GAUSSEL.
Stomatologie	Dr WATON.
Histologie	Dr GRANEL (F.).
Clinique des maladies des vieillards	Dr BOUDET.

Agrégés en exercice

Médecine	MM. GAUSSEL. MARGAROT.	Chimie	MM. FLORENCE.
Anatomie	DELMAS (J.).	Histoire natur.	CABANNES. GALAVIELLE
Chirurgie	RICHE. ETIENNE. LAPEYRE	Physique	N...

Examinateurs de la thèse:

MM. VEDEL, prof., *président.*
DUCAMP, professeur.
MM. DERRIEN, Professeur.
GAUSSEL, agrégé.

La Faculté de Médecine de Montpellier déclare que les opinions émises dans les dissertations qui sont présentées doivent être considérées comme propres à leur auteur et qu'elle n'entend leur donner ni approbation, ni improbation.

A LA MÉMOIRE DE MON FRÈRE

GEORGES SIMÉON

AGRÉGÉ DE PHILOSOPHIE

LIEUTENANT AU 62e RÉGIMENT D'INFANTERIE

DÉCORÉ DE LA CROIX DE GUERRE

Mort pour la France

A LA MÉMOIRE DE MA PETITE SŒUR

A MON PÈRE ET A MA MÈRE

A MA FEMME

A MON GRAND-ONCLE LE DOCTEUR M. SAVY

P. SIMÉON.

A MON MAITRE ET PRÉSIDENT DE THÈSE

MONSIEUR LE PROFESSEUR VEDEL

PROFESSEUR DE CLINIQUE MÉDICALE A LA FACULTÉ DE MÉDECINE
DE MONTPELLIER
CHEVALIER DE LA LÉGION D'HONNEUR

Vous m'avez guidé dans les études médicales et dans la vie avec une délicatesse et une bonté que je n'oublierai jamais.

A TOUS MES MAITRES

A MONSIEUR LE DOCTEUR G. GIRAUD

CHEF DE CLINIQUE MÉDICALE

MEIS ET AMICIS

P. SIMÉON.

PREMIÈRE PARTIE

LA TENEUR DU SÉRUM EN ALBUMINE
REVUE GÉNÉRALE

INTRODUCTION

La teneur du sérum en albumine est à peu près constante à l'état physiologique, mais susceptible de variations importantes au cours de divers états pathologiques; ces variations se font soit dans le sens de l'hyperalbuminose, soit dans le sens de l'hypoalbuminose.

On conçoit *a priori* que l'hyperalbuminose peut être conditionnée par deux processus: il peut y avoir hyperalbuminose vraie par augmentation réelle des protéines du sérum (ce serait le cas dans certains cancers, par exemple); il peut y avoir hyperalbuminose relative par appauvrissement de la teneur en eau du sang: il en est ainsi dans le choléra.

De même l'hyperalbuminose peut être due soit à un appauvrissement réel du sérum en albumines (états cachectiques), soit à une hydrémie (états hydropiques).

Le plus souvent les variations de l'albuminose sérique sont relatives et dues à des modifications de la teneur en eau du sang.

Des méthodes diverses ont été proposées en vue d'étudier la concentration du sang: nous allons les passer rapidement en revue.

I

DES METHODES QUI SE PROPOSENT D'APPRECIER LA TENEUR EN EAU DU SANG

a) La numération des globules rouges. — Il est de toute évidence que l'afflux d'eau dans le torrent circulatoire dilue les éléments figurés et abaisse le nombre des hématies contenues dans 1 mmc. de sang. Mais les facteurs susceptibles de faire varier la répartition des globules rouges sont très nombreux (phénomènes vaso-moteurs, influence de la position du membre, etc.), si bien que cette méthode ne peut fournir, au point de vue qui nous occupe, aucun renseignement précis.

b) Le dosage des cristalloides du sérum. — Le taux de l'urée sanguine est avant tout sous la dépendance d'un facteur rénal; de plus, comme chacun sait, l'excrétion de l'urée et celle de l'eau sont indépendantes l'une de l'autre. La connaissance de l'azotémie ne peut donc, en aucune façon, nous fixer sur l'hydrémie.

Le dosage du chlorure de Na et des sels peut-il donner une indication utilisable?

Il ne le semble pas. « Ces substances passent et repassent à travers les membranes, les parois des vaisseaux au gré des concentrations salines très variables des milieux entre lesquels elles oscillent » (Chiray). Le dosage des cristalloïdes, étant donnée leur osmo-mobilité, ne peut pas fournir un élément valable d'appréciation.

c) Le dosage des albuminoides du sérum. — Restent les colloïdes.

Il est certain que les albumines éprouvent quelque difficulté à transsuder à travers les membranes saines. Les liquides hydropiques, transsudés dans les séreuses et le tissu cellulaire, sont beaucoup moins riches en sérine et globuline que le plasma sanguin.

« Il nous a paru évident que l'évaluation des albumines du sérum pourrait servir à la recherche des variations de la masse du sang, car les déplacements rapides de la partie liquide du sang pour sortir des vaisseaux ou pour y rentrer, doivent porter surtout sur l'eau chlorurée et n'entraîner que peu d'albumine.

» Il ne saurait s'agir de mesurer avec rigueur le volume de la masse sanguine, mais seulement d'apprécier le sens de ses variations » (Achard).

Cette opinion est partagée par tous les auteurs (Chiray, Vaucher), mais, comme nous l'avons déjà dit, il est bien évident que l'hypo ou l'hyperalbuminose ne traduisent pas seulement des phénomènes de dilution ou de concentration sanguines.

II

DES METHODES DESTINEES A APPRECIER LA TENEUR DU SERUM EN ALBUMINES

Nombreux sont les procédés qui se proposent d'apprécier la teneur du sérum en albumine. Certains, tels que:

La mesure du poids de l'extrait sec;

La mesure du poids spécifique;

La mesure de la densité;

La mesure de l'abaissement du point de congélation ne nous arrêteront pas plus longtemps: les résultats qu'ils fournissent dépendent, en effet, non seulement du taux des albumines sériques, mais encore de la teneur en sels.

Restent:

La pesée de l'albumine;

Le procédé volumétrique de Chelle;

La viscosimétrie;

La réfractométrie.

a) Pesée de l'albumine. — C'est incontestablement la méthode de choix, celle qui donne les résultats valables par excellence.

A 5 centimètres cubes de sérum, on ajoute 45 cc. d'eau distillée, 1 cc. d'acide trichloracétique et 1 à 2 gr. de NaCl. Ce mélange est mis au bain-marie bouillant jusqu'à ce que l'albumine soit coagulée. Porter ensuite vers 90-95° sur la flamme d'une lampe à alcool. En opérant ainsi l'albumine se coagule lentement, ne s'attache pas aux parois du vase et surnage le liquide. Après refroidissement, filtrer sur un Schleischer taré. Laver rapidement le dépôt d'albumine à l'eau bouillante, jusqu'à ce que le filtrat ne donne plus de réaction à l'azotate d'Ag. Achever la purification de l'albumine par des lavages à l'alcool et à l'éther. Sécher à l'étuve à 100-105° jusqu'à poids constants; peser à nouveau le Schleischer: la différence de poids donne le poids de la quantité d'albumine contenue dans 5 cc. de sérum. La pesée terminée, on calcine le filtre et son contenu avec les précautions habituelles et on pèse les cendres blanches obtenues. Les cendres représentent les sels qui peuvent rester combinés avec les albumines, sels de chaux, de potasse, etc. On déduit le poids des cendres du poids trouvé pour l'albumine; si les lavages ont été bien faits cette correction doit être très faible.

Cette méthode est longue et compliquée, aussi a-t-on essayé de lui substituer les méthodes suivantes plus expéditives.

b) Procédé volumétrique de Chelle. — Beaucoup plus rapide est le procédé volumétrique décrit par Chelle et qui est une variante de la méthode cyano-argentimétrique appliquée par Denigès pour le dosage des protéines du lait. Ce procédé permet « d'établir un nouvel élément d'appréciation de la teneur globale du liquide hématique en principes susceptibles d'être insolubilisés par l'iodure mercurico-potassique, élément que nous proposons d'appeler indice mercurique du sang.

Cet indice, traduit par des chiffres, n'a pas la prétention de représenter pondéralement la quantité rigoureuse des albuminoïdes du liquide hématique, bien qu'il varie proportionnellement avec ces protéiques, mais de fixer par une valeur numérique, commode à obtenir, un caractère du sang permettant d'utiles comparaisons d'espèces.

Le sang, à son issue du vaisseau, est reçu dans une solution à la fois fluorée et oxalatée qui en assure l'incoagulabilité et la conservation; l'augmentation de poids du récipient donne la masse de sang recueilli. On amène le liquide à une dilution telle qu'une proportion aliquote du produit final contienne un poids fixe et connu de sang. C'est à cette prise d'essai qu'on ajoute de l'iodure mercurico-potassique titré, le milieu étant finalement acidulé avec de l'acide acétique et c'est dans le mélange amené à un volume connu, puis filtré, qu'on apprécie indirectement, par cyanimétrie et par la quantité d'azotate d'argent décinormal versée pour obtenir le trouble indicateur final, l'indice mercurique du sang » (Chelle) (1).

---

(1) Nous croyons devoir décrire en détail le mode opératoire indiqué par Chelle, et qui est insuffisamment connu.

Dans un flacon à large goulot et bouchant à l'émeri, on introduit 20 cc. d'une solution renfermant par litre 2 gr. de fluorure de Na et 10 gr. d'oxalate neutre de potassium. On prend à 1 centigr. près la tare du flacon bouché, soit a grammes. Dans ce flacon on reçoit, directement extrait du vaisseau, un poids de de sang atteignant au moins 1 gr., mais pouvant aller jusqu'à 5 ou 6 gr. On agite, on pèse de nouveau : soit A grammes le chiffre obtenu.

A — a grammes = S grammes: poids du sang recueilli.

On transvase alors le liquide contenu dans le flacon dans une

Ce procédé exige une certaine habitude des manipulations chimiques et il est moins rapide que les méthodes ci-dessous décrites: viscosimétrie et réfractométrie.

c) Viscosimétrie. — On désigne sous le nom de coefficient de viscosité relatif d'un liquide le nombre qui exprime le rapport du temps nécessaire à l'écoulement de ce liquide à travers un tube capillaire, au temps nécessaire à l'écoulement d'une même quantité d'eau distillée, dans les mêmes conditions de température et de pression.

Le coefficient de viscosité d'un liquide est d'autant plus élevé que sa teneur en colloïdes est plus grande. Il est, par conséquent, naturel qu'on ait cherché dans la viscosimétrie un moyen de mesurer les albumines du sang.

La technique est simple: c'est l'appareil de Hess qui

éprouvette et on ajoute une quantité suffisante d'eau (ayant servi à rincer) pour obtenir une solution renfermant 1 gr. de sang dans 10, 20, 30 ou 40 cc. d'eau.

On met dans un matras 25 cc. d'iodure mercurico-potassique N/20, 1 gr. de sang (c'est-à-dire 10, 20, 30 ou 40 cc. de dilution hématique) et 1 cc. d'acide acétique. On complète le volume à 125 cc. avec de l'eau distillée, on agite et on filtre.

Dans un vase à saturation, on met 10 cc. de cyanure de potassium N/20, 15 cc. d'ammoniaque et 100 cc. du filtrat. On agite et on verse goutte à goutte la solution d'azotate d'argent N/10, jusqu'à louche persistant.

On appelle indice hémato-mercurique le volume d'azotate d'argent N/10 employé, exprimé en dixièmes de centimètre cube, diminué de la constante 0 cc. 2, également exprimée en dixièmes. (Cette constante 0 cc. 2 correspond au volume de nitrate d'argent N/10 qu'il faut verser dans un mélange de 20 cc. d'iodure mercurico-potassique N/20 et de 10 cc. de cyanure de potassium N/20 pour obtenir l'opalescence indicatrice.)

Chez l'être humain normal cet indice est très voisin de 19.

est utilisé en général. Il se compose essentiellement de deux tubes capillaires identiques A et B. A plonge dans l'eau distillée; B dans le liquide à examiner. On soumet les deux tubes à une même aspiration. Lorsque le liquide étudié est parvenu à une graduation donnée, on arrête l'aspiration. Il n'y a plus qu'à lire sur le tube A la graduation au niveau de laquelle s'est arrêtée la colonne d'eau pour connaître le coefficient de viscosité du liquide.

La méthode peut s'appliquer au sang, au plasma, au sérum.

1° *Viscosimétrie du sang.* — L'étude des divers éléments qui font varier la viscosité du sang nous permet de juger rapidement le procédé, au point de vue qui nous occupe.

La viscosité du sang dépend essentiellement du nombre des éléments figurés en général et des globules rouges en particulier. Elle dépend aussi de la teneur de ces éléments en hémoglobine et en CO^2, de leurs dimensions, etc.; elle dépend, dans une moindre mesure, de la teneur du sang en protéiques et en sels.

La multiplicité de ces facteurs rend la méthode inutilisable pour nous.

2° *Viscosimétrie du plasma.* — Elle a été fort peu étudiée. La viscosité du plasma varie d'abord avec le procédé employé: suivant qu'il s'agit de plasma fluoruré, oxalaté, citraté ou hirudiné les chiffres obtenus sont un peu différents.

Il semble que la viscosité plasmatique ne puisse varier que dans des limites assez étroites; mais ces variations légères auraient une influence considérable sur la viscosité du sang total, car, comme le font remarquer Josué et Parturier (1916) l'action viscosante des globules est d'autant plus marquée qu'ils sont plongés dans un milieu plus viqueux.

Du reste, les relations qui unissent la viscosité du plasma et sa teneur en albumines n'ont pas été étudiées.

3° *Viscosimétrie du sérum.* — La viscosimétrie du sérum, elle aussi, n'a fait l'objet que d'un petit nombre de travaux, mais son intérêt est considérable.

A priori, la viscosité du sérum peut être due non seulement aux substances salines et aux matières protéiques qu'il contient, mais encore à l'action des premières sur les secondes qui sont, comme on sait, en fausse solution.

Cependant les sels ne semblent exercer qu'une influence minime. Botazi enlève les deux reins à un chien, le point de congélation du sérum s'abaisse considérablement après l'intervention (c'est dire que sa teneur en sels augmente) et la viscosité ne change pas.

« Fano et Rossi ont cherché à déterminer l'influence qu'exercent les électrolytes du sérum sur la viscosité des substances protéiques. Ils ont établi le fait intéressant suivant: les liquides colloïdes peuvent se diviser en deux catégories; les uns (solutions d'amidon, de gomme arabique) voient leur viscosité diminuer par adjonction de sels, les autres tels que l'albumine du sérum ne varient que dans des limites très restreintes » (Lisbonne et Margarot).

Aussi nous ne serons point étonnés que certains facteurs qui influent considérablement sur la viscosité du sang laissent invariable celle du sérum. Il en est ainsi de la température, de la teneur en CO^2, etc...

Cependant, d'après certains auteurs, la teneur élevée du sérum en sucre (Austrian), graisses, pigments biliaires (Mayer), acide urique (Tissot) augmenterait sa viscosité. Pour Nœgeli et Rohrer la viscosité dépend, dans une certaine mesure, des proportions relatives de la sérine et des globulines dans le sérum. Néanmoins Chalier, Boulut et Chevalier (1921) admettent que la viscosité du sérum « est exactement en rapport avec le taux des albumines totales ».

d) Réfractométrie. — Elle est basée sur ce fait que la présence dans un liquide de substances albuminoïdes fait varier son indice de réfraction, et la déviation du rayon lumineux est d'autant plus marquée que la teneur du liquide en albumine est plus élevée. Mais les albuminoïdes ne sont pas les seules substances susceptibles de faire varier l'indice de réfraction d'un liquide. Aussi, en ce qui concerne la mesure des albumines sériques, il convient, avant d'adopter cette méthode, de confronter les résultats qu'elle fournit avec ceux obtenus par la méthode des pesées.

La majorité des auteurs (Reiss, Strauss, Chajes, Zanda Engel, Achard) admettent que seuls les colloïdes font varier l'index réfractométrique du sérum, et que les résultats obtenus coïncident avec ceux des pesées.

Chiray et Demanche en 1907 se sont élevés contre cette façon de voir; ils ont constaté la possibilité d'erreurs considérables variant de 1 à 17 p. 100.

Vaucher (1911) a repris l'étude de cette question. Il n'a trouvé entre les résultats de la réfractométrie, et ceux de la pesée, que des différences de 0,5 à 0,6 p. 100, c'est-à-dire pratiquement négligeables. Cependant la présence dans le sang de certains corps en excès (urée, sucre, graisses, pigments biliaires) fait varier l'index réfractométrique. Certaines corrections seront donc parfois nécessaires. Il en est ainsi chez les grands diabétiques (présence dans le sérum de sucres, acétone, acide β oxybutyrique, graisses). Il en est ainsi chez les grands azotémiques : encore faut-il que le taux de l'urée soit voisin de 2 gr. p. 1000 pour que l'erreur qui en résulte équivaille à 1 gr. d'albumine par litre.

La technique est simple. Du sang est prélevé ou par ponction veineuse, ou par piqûre d'une extrémité digitale, ou par ventouse scarifiée (mais c'est toujours le même procédé qui doit être employé pour que les résultats soient comparables). Si on utilise la ponction veineuse, il importe de faire vite car la compression du membre par le lien élastique — et la stase veineuse qui en est la conséquence — élève légèrement le taux des protéines (augmentation de 0,17 p. 100 au bout d'une minute, d'après Rowe).

Le sang est recueilli dans de petits tubes hermétiquement bouchés et placés à la glacière. Pour pratiquer les mesures ont attend que le sang soit coagulé et le caillot entièrement rétracté. L'examen devra être fait dans les vingt-quatre heures ; l'hémolyse rend l'examen impossible.

C'est le réfractomètre à immersion de Pulfrich-Reiss qui est généralement utilisé. Il se compose essentiellement d'une lunette dont l'oculaire est muni d'une échelle graduée ; à l'autre extrémité de la lunette se trouve un prisme en verre résistant dont l'angle réfringent mesure 63°. A celui-ci est adjoint un second prisme (dit prisme auxiliaire) à réflexion totale. C'est entre les deux prismes qu'on dépose la goutte du sérum à examiner. L'appareil étant solidement et hermétiquement clos, est immergé dans une cuve à eau maintenue à une température constante de 17°5. Le rayon lumineux, réfléchi par une glace placée à 45° au-dessous de l'objectif, se réfracte en traversant le sérum, d'où formation dans l'appareil d'une plage sombre dont on peut apprécier très exactement l'étendue grâce aux graduations de l'échelle. La précision est encore augmentée par une vis micrométrique annexée à l'oculaire, permettant de lire les dixièmes de degré de l'échelle. On arrive ainsi à avoir des indices de réfraction à 6 décimales. Les graduations de l'échelle correspondent à des indices de réfraction qui sont indiqués dans des tables spéciales (tables de Reiss) permettant de convertir, par simple lecture, en grammes d'albumine par litre le chiffre de l'échelle.

La méthode réfractométrique est rapide ; les causes d'erreur sont minimes. C'est elle que nous avons employée au cours de nos recherches.

III

TENEUR NORMALE DU SERUM EN ALBUMINES (VARIATIONS PHYSIOLOGIQUES)

Les chiffres indiqués varient quelque peu suivant les différents auteurs.

Chiray (1908) donne comme chiffre moyen 72 gr. d'albumine par litre de sérum.

Teissier, Cade et Morel (1905) observent des variations de 70 à 80 gr. p. 1000.

Widal, Bernard et Vaucher (1912) considèrent comme normales les quantités d'albumine de 78 à 80 gr.

Vaucher, dans sa thèse (1911) indique les chiffres de 76 à 84 et le plus souvent de 80 à 84.

Pour Lambling 75 gr. d'albumine p. 1000 représente le taux normal.

Tranter et Rowe (1919) ont rencontré des quantités d'albumine sérique variant de 67 à 87 p. 1000 soit en moyenne 79 gr.

Enfin Gley donne la quantité de 76 gr. comme physiologique.

La teneur du sérum en albumine varie peu chez le sujet normal. Elle augmente légèrement pendant la digestion et sous l'influence de la sudation. Elle diminue au cours de la grossesse, et aussi chez les sujets soumis à un régime riche en eau et en sels.

Toutes ces variations sont minimes. « La teneur en eau du sang chez l'organisme normal est remarquablement constante. Elle varie très peu au cours des processus digestifs » dit Terroine (1914).

Au-dessous de 70 gr. p. 1000 on peut considérer qu'il y a dilution pathologique.

En ce qui concerne la méthode réfractométrique, l'appareil de Pulfrich-Reisse donne en moyenne les chiffres de 58 à 59 correspondant à une quantité d'albumine de 78 à 80 p. 1000.

IV

ETUDE DES VARIATIONS PATHOLOGIQUES (ET EXPERIMENTALES) DE LA TENEUR DU SERUM EN ALBUMINE

L'expérimentation a fourni sur les variations de la teneur du sérum en albumine, quelques données importantes.

a) Variations par sollicitations osmotiques provoquées. — On s'est efforcé de produire expérimentalement des variations dans la concentration du sang en provoquant des sollicitations osmotiques et les résultats obtenus sont fort intéressants.

Si, chez des chiens, on pousse une injection saline hypertonique par la voie intraveineuse, la masse du sang augmente : c'est que, en vertu des lois de l'osmose, l'eau des tissus est attirée dans le torrent circulatoire pour rétablir une concentration moléculaire normale. Si, au contraire, cette même injection hypertonique est faite par la voie sous-cutanée, la masse du sang diminue : c'est qu'alors, en vertu des mêmes lois, de l'eau est attirée du sang vers les tissus (Achard et Lœper, 1902).

Si l'injection intraveineuse est hypotonique, la dilution sanguine qui en résulte est très transitoire ; rapidement l'eau en excès passe dans les tissus et le sang retrouve sa concentration moléculaire primitive.

Bénézur (1909) a montré que l'ingestion de sel de cuisine provoquait sensiblement les mêmes effets que l'injection intraveineuse hypertonique (1).

b) Variations a la suite d'injections d'albumines hétérogènes. — Les variations du taux albumineux du sérum aprrès introduction dans l'organisme, par voie parentérale, d'albumines hétérogènes, ont été d'abord étudiées par Castaigne et Chiray (1906). Se servant dans leurs expériences de l'ovalbumine, ils avaient noté une hypoalbuminose sanguine.

W. Berger a repris récemment cette étude; il s'est attaché à préciser les variations de l'indice réfractométrique du sérum après l'injection de protéines étrangères. Les protéines injectées étaient du sérum de cheval ou de bœuf, du blanc d'œuf, ou une suspension de globules de mouton; s'il s'agit d'une réinjection les modifications sont plus nettes. Quelle que soit la voie employée (intraveineuse, intrapéritonéale) les modifications sont de même ordre quoique d'intensité différente et analogues à celles qu'on a observées après injections de microbes ou de toxines.

Un à quatre jours après l'injection on constate une

(1) Récemment, Lévy et Lœwenberg (de Strasbourg) ont constaté que l'injection intra-veineuse d'une solution hypertonique de chlorure de calcium était suivie d'une concentration du sang. Cette concentration, d'après ces auteurs, précède et conditionne la diurèse. « Il s'agit évidemment d'une influence particulière du sel de calcium, due aux propriétés du calcium. L'action osmotique cède le pas à l'action du cation. »

Ces résultats étonnent et demandent confirmation.

augmentation globale des protéines sériques (la teneur passe de 60 à 80 p. 1000, parfois davantage) qui dure de vingt à trente jours. Cette phase d'augmentation est souvent précédée d'une phase de latence et d'une phase de diminution qui sont toutes deux de courte durée. C'est la phase de diminution seule qui avait été vue par Castaigne et Chiray.

L'augmentation des albumines du sérum est probablement en rapport avec la quantité des albumines hétérogènes injectées; la phase de diminution qui la précède régulièrement doit, selon toute vraisemblance, être attribuée au choc hémoclasique qui accompagne toute introduction de protéines par voie parentérale.

c) Variations au cours des crises hémoclasiques. — Fort intéressantes sont les variations de l'indice réfractométrique du sérum au cours des crises hémoclasiques. D'après Widal, Bénard et Vaucher, ces variations sont exprimées par une baisse plus ou moins accentuée avec relèvement consécutif au moment où se termine la crise vasculo-sanguine. Cet abaissement est variable suivant les cas, tantôt de 3 à 4°, il peut atteindre 6, 8 et même 9 et 10°. On l'a vu tomber en quelques heures de 60° à 51° et de 62°8 à 53°.

Parfois la chute est rapide, elle se fait en deux, trois, quatre heures après l'action de la cause provocatrice. Le plus souvent elle se fait en deux temps: d'abord une baisse plus ou moins forte; puis, après une réascension légère de la courbe, une baisse nouvelle s'accuse, généralement plus marquée que la première et qui se produit quatre heures environ après le début de l'expérience. D'autres fois la première phase de descente est remplacée par une phase d'ascension légère.

Enfin, dans d'autres cas, plus rares, les modifications de l'indice consistent uniquement dans une ascension qui atteint 2, 3 et même 6°.

Le retour au chiffre initial se fait en six à sept heures, dans la presque totalité des cas. Une seule fois on a vu la baisse de l'indice persister durant plusieurs journées.

Ces variations sont fort intéressantes, elles nous montrent, en effet, que l'indice réfractométrique du sérum est une valeur susceptible de se modifier rapidement. Traduisent-elles des modifications quantitatives des albumines du sérum ou des modifications qualitatives de leur état physico-chimique? C'est une question à laquelle on ne peut répondre.

d) Au cours des infections aigues. — Au cours des états infectieux aigus, les résultats les plus divers ont été obtenus; leur énumération serait fastidieuse. Achard, Touraine et Saint-Girons ont fait de cette question une étude d'ensemble. Ils aboutissent aux conclusions suivantes (1912):

D'une façon générale, la courbe des albumines du sérum est l'inverse du tracé thermométrique.

Pendant toute la période fébrile, le taux des albumines du sérum descend progressivement, d'abord très vite, puis avec plus de lenteur et le degré de cette baisse est en rapport avec la durée de l'infection d'une part et sa gravité, d'autre part.

C'est au moment de la défervescence que le taux albumineux du sérum atteint son niveau le plus bas. Dans les pneumonies, c'est la veille ou le jour même de la chute thermométrique. Dans les typhoïdes c'est l'avant-dernier ou le dernier jour de la descente. Cette phase de minimum peut être éphémère ou, principalement en cas de lysis, durer quelque temps avec ou sans oscillations.

A partir de l'apyrexie, le taux albumineux du sérum tend à remonter, tantôt d'une façon brusque, tantôt d'une façon d'abord lente puis rapide. Cette ascension est en général régulière, mais assez souvent coupée par une baisse passagère, en crochet, qui correspond à une crise polyurique. Lœper, en 1903, avait déjà signalé cette dilution sanguine qui précède les polyuries critiques et les conditionne : non seulement il y a hypo-albuminose, mais encore diminution du nombre des globules rouges et hypoviscosité du sang.

La réascension du taux des albumines du sérum va jusqu'à lui faire dépasser très fréquemment le taux normal (et ce phénomène est plus marqué dans la fièvre typhoïde que dans la pneumonie) ; puis, après le fastigium il revient au taux normal et s'y maintient jusqu'à guérison complète.

Ainsi, au cours des infections aiguës, il y a, durant toute la période fébrile, hypoalbuminose sanguine. Ce phénomène s'explique aisément. Deux mécanismes entrent sans doute en jeu :

D'une part la fièvre entraîne une consommation plus considérable des albumines ; d'autre part, sous l'influence de l'hyperthermie, les tissus retiennent de l'eau ; puis, au moment de la défervescence, cette rétention aqueuse tissulaire cesse, le rein élimine l'excès d'eau chlorurée et la concentration du sérum revient à la normale.

e) Maladies déshydratantes. — Toutes les affections qui s'accompagnent de sueurs abondantes ou de diarrhée importante, entraînent naturellement une concentration du sang. Le type de ces maladies est le choléra : le flux intestinal provoque la déshydratation, et la teneur du sérum en substances albuminoïdes augmente (Aron 1910).

f) Affections cachectisantes. — Les syndromes anémiques, les leucémies, l'anémie pernicieuse, la maladie de Banti, le paludisme chronique entraînent une diminution des albumines sériques (Rowe, Gettler et Lindemann, Austrian). L'hypoalbuminose s'explique suffisamment par la dénutrition qu'occasionnent ces maladies.

En ce qui concerne les cancéreux, alors que les auteurs anglo-américains signalent l'hypoalbuminose, Lœper a trouvé dans la majorité des cas et surtout lorsque la tumeur est volumineuse, une hyperalbuminose (« paradoxale » puisqu'elle contraste avec l'état de dénutrition et de cachexie de ces sujets) ; elle serait due au déversement des albumines néoplasiques (globulines) dans le torrent circulatoire.

g) Les lésions expérimentales du rein. — Au cours des lésions du rein les variation du taux albumineux du sérum ont été minutieusement étudiées.

Dès 1902, Achard et Lœper par l'expérimentation, enregistraient des résultats intéressants. Ils virent que la ligature du pédicule des reins chez le chien amène une accumulation dans le sang de l'eau et des molécules dissoutes. Par suite la masse du sang augmente, ainsi que le démontrent la diminution numérique des hématies et l'abaissement du taux relatif des albumines sériques.

En 1909 Gandro, réalisant chez les chiens des néphrites aiguës par injections de nitrate d'urane voit s'abaisser le poids spécifique du sérum : il attribue ce fait à une diminution de l'albumine.

h) Les néphrites sans œdème. — En clinique, si la néphrite ne s'accompagne pas d'œdèmes, le taux albumineux du sérum reste sensiblement normal. S'il n'y a pas de rétention chlorurée, dit Vaucher, il n'y a pas de dilution du sérum. Dans les néphrites urémigènes pures, même si l'hyperazotémie est considérable, on ne constate pas d'hypoalbuminose. C'est à cette conclusion qu'ont abouti presque tous les auteurs qui se sont occupés de cette question (Lœper, Strauss, Widal, Bénard et Vaucher, Rowe).

Cependant Chiray, puis Teissier, Cade et Morel en 1908 affirmaient que toute néphropathie avérée, avce ou sans œdème, s'accompagnait de dilution sanguine. Cette opinion n'est plus généralement admise.

i) Etats œdémateux. — C'est surtout au cours des états pathologiques qui s'accompagnent d'hydropisie que la teneur du sérum en albumine a été étudiée: en effet, l'étude de l'hydrémie revêt ici une importance considérable puisqu'elle est susceptible d'éclairer la pathogénie des œdèmes.

Achard, en 1907, publiait des recherches intéressantes. Il avait constaté que: chez les sujets hydropiques (que l'œdème fût d'origine cardiaque ou rénale) l'orthostatisme et la ligature circulaire des membres inférieurs amènent une concentration du sérum en albumine. Dans les deux cas, en effet, il y a stase veineuse, soustraction de liquide au profit des tissus et, par conséquent, diminution de la masse du sang.

Au contraire, la compression des membres inférieurs produit une dilution des albumines sériques. C'est que, sous l'influence de la compression qui augmente la résistance de la circulation interstitielle, l'eau des tissus pénètre dans les vaisseaux.

En pathologie, il faut étudier séparément les œdèmes d'origine rénale et les œdèmes d'origine cardiaque.

Œdèmes d'origine rénale. — En cas de néphrite hydropigène, on trouve constamment de l'hydrémie. Sur ce point, tout le monde est d'accord. Javal, en 1907, prétendit bien avoir trouvé de l'hyperalbuminose chez certains brightiques œdémateux, mais la multiplicité des constatations contraires empêche de retenir cette opinion. L'hydrémie des brightiques hydropiques est à l'heure actuelle, admise par tous comme un fait (Andral et Gavarret, Becquerel et Rodier, Strauss, Lœper, Achard, Teissier, Morel et Cade, Chiray, Vaucher, etc.).

Voici comment s'exprimait Chiray (1908) :

« Tout œdème d'origine rénale détermine constamment une hypoalbuminose du sérum, ou, en d'autres termes, une dilution du sang. Cette dilution s'exagère à mesure que croît l'œdème et peut atteindre aux approches de la mort un degré extraordinaire. Elle diminue, au contraire, lorsque l'œdème décroît ».

Widal, Bénard et Vaucher, à l'aide de la balance et du réfractomètre, ont précisé la modalité de la déshydratation ; elle se fait en deux temps. « Dans le premier, l'excès d'eau retenu par l'organisme commence à s'éliminer, mais le sang reste dilué ; dans le second, le malade continue à se déshydrater, mais cette fois, le sérum se concentre. Dans la pratique, l'apparition de cette concentration prouve que l'on a franchi une seconde étape dans la voie du succès ». Souvent même il se produit après la diurèse une hyperconcentration du sérum. Quelques jours après, l'index retombe à la normale.

« Le réfractomètre fournit de précieuses indications chez les brightiques à la fin de la cure de déchloruration.

Après que le poids a retrouvé son équilibre et que le malade est soumis à une alimentation salée, on peut voir le poids réascensionner de nouveau. Cette élévation du poids peut être due soit à une réhydratation sous l'influence de la chlorurie alimentaire, soit à une cure d'engraissement qui se fait chez un malade libéré de ses œdèmes.

Dans le premier cas l'abaissement de l'index réfractométrique permet d'affirmer qu'on est en présence d'un retour d'hydropisie et impose l'obligation formelle de revenir au régime déchloruré, et dans le second son état stationnaire donne la preuve qu'il s'agit d'une cure d'engraissement et permet de continuer l'alimentation salée » (Vaucher).

La pathogénie de cette hypoalbuminose des brightiques a été exposée par Chiray. Il fait d'abord remarquer (et c'est là ce qui complique le problème) que si le taux des albumines est diminué dans le sérum des sujets atteints de néphrite hydropigène, le taux des substances cristalloïdes (urée, acide urique, NaCl en particulier) y est normal ou augmenté. On peut émettre l'hypothèse suivante :

Lors de la rétention chlorurée, le sang se dilue et déverse automatiquement dans les tissus, de l'eau des sels et de l'albumine. Puis, dépuré par ce mécanisme vicariant, il récupère son eau au moyen de l'alimentation, et son excès de substances salines par le fait de la persistance même de la cause morbide ; alors recommence la migration de l'eau, des sels, de l'albumine, et ainsi de suite... Mais, si l'organisme retrouve sans cesse de l'eau et des sels, il ne saurait reproduire aussi vite son albumine.

Ainsi, d'après Chiray, l'hypoalbuminose chez les brightiques œdémateux relève de deux facteurs :

1° L'hydrémie qui amène un abaissement relatif du taux albumineux.

2° Le déversement dans les tissus des substances protéiques du sérum.

Œdèmes d'origine cardiaque. — Si dans les œdèmes d'origine rénale, tout le monde est d'accord pour admettre l'existence d'un certain degré d'hydrémie, il en va tout autrement dans l'hydropisie des cardiaques. Ici nous nous trouvons en présence d'opinions contradictoires:

Lœper (1903), puis Chiray (1907) affirment que tout œdème d'origine cardiaque détermine constamment une hyperalbuminose du sérum, ou, en d'autres termes, une concentration du sang. Cette concentration s'exagère à mesure que croît l'œdème et diminue avec lui. « Elle est, dit Chiray, une conséquence naturelle des conditions pathogéniques de l'œdème cardiaque. Il est évident que sous l'influence de la stase veineuse, il se produit au niveau des capillaires une filtration exagérée de sérosité ».

Ces modifications de la masse totale du sang seraient tellement constantes que, en présence d'un état œdémateux, alors que le diagnostic clinique hésite, on peut, par le dosage de l'albumine sérique, décider celui des deux organes, rein ou cœur, qui conditionne le processus hydropigène.

Teissier, Morel et Cade (1908) adoptèrent les conclusions de Chiray.

Mais déjà, en 1907, Strauss, usant de la méthode réfractométrique, avait noté chez les cardiaques et les cardiobrightiques, un certain degré de dilution sanguine. Vaucher, en 1911, exposa le résultat de ses recherches et ses conclusions sont en opposition avec celles de Lœper et Chiray.

Pour lui toute infiltration du tissu cellulaire, même légère, s'accompagne de dilution sanguine plus ou moins marquée et sensiblement proportionnelle à l'intensité des œdèmes. Il n'y a, à ce point de vue, aucune différence entre le sérum des néphritiques et celui des cardiaques. Si les taux albumineux les plus bas (46 et 44 gr. p. 1000) qu'il a rencontrés, ont été trouvés chez des brightiques, c'est tout simplement, parce que ces malades étaient les plus œdématiés.

Jamais Vaucher n'a rencontré d'hyperalbuminose chez les cardiaques, sauf dans deux cas avec anasarque et cyanose, quelques jours avant la mort. « Il semble qu'à l'approche de la mort se produise parfois une sorte d'affolement de la courbe réfractométrique ».

La dilution du sang serait donc la règle chez les cardiaques asystoliques et elle ne pourrait être expliquée que par l'insuffisance des éliminations rénales qui accompagne toujours l'asystolie: par suite de l'oligurie, de l'eau se trouverait retenue dans l'organisme et l'hydrémie serait constituée.

Chez les cardiaques, comme chez les brightiques, l'effondrement des œdèmes et la baisse de poids qui en résulte, s'accompagnent de concentration du sang, et l'ascension de l'index réfractométrique est plus tardive que le début de la chute de poids. Mais chez les asystoliques, le relèvement du taux albumineux du sérum se fait plus tardivement que chez les rénaux.

La digitale amène d'abord une augmentation brusque de la dilution sanguine par afflux du liquide d'œdème (peu riche en albumines) vers le torrent circulatoire. Cette période dure de deux à trois jours chez les sujets peu infiltrés, elle est plus longue et plus marquée chez les grands œdématiés. Puis la courbe de l'index remonte au niveau primitif, le dépasse pour atteindre progressivement le chiffre normal; souvent même il y a hyperconcentration passagère et l'équilibre ne se rétablit que quelques jours après la fin de la crise diurétique.

La théobromine exerce une action variable suivant les cas, tantôt elle élève rapidement la courbe réfractométrique et cela surtout chez les cardio-brightiques, tantôi, comme la digitale, elle provoque d'abord un abaissement bientôt suivi d'une reprise ascensionnelle.

Cette hypoalbuminose des cardiaques œdémateux, mise en lumière par Vaucher et ses collaborateurs, a été depuis retrouvée par divers auteurs, et notamment, les travaux de Rowe (1917), ceux de Gettler et Oppenheimer (1919) sont venus confirmer les conclusions de Vaucher.

Cependant la dilution du sang au cours des œdèmes d'origine cardiaque n'est pas encore démontrée et nous paraît, au contrarie, fort contestable.

j) Ascites. — L'hydrémie avait été signalée par Gilbert et Chiray au cours des cirrhoses hépatiques ascitogènes. Villaret et Bénard (1914) se sont attachés à l'étude des modifications de l'indice réfractométrique du sérum sanguin au cours de l'évolution des ascites. Voici les résultats qu'ils ont obtenus :

1° A la suite de la ponction, on note une chute brusque de l'indice de réfraction qui atteint sa valeur la plus basse dans les vingt-quatre premières heures et qui se relève ensuite très progressivement vers son chiffre antérieur. Cette hydrémie qui succède immédiatement à la ponction semble due à la résorption des œdèmes latents ou apparents qui accompagnent toujours l'ascite.

2° Quand l'ascite évolue vers la guérison, l'index réfractométrique du sérum sanguin s'élève progressivement à mesure que l'épanchement se résorbe, que le poids diminue, que les urines augmentent. Chez deux malades il a passé par un maximum nettement supérieur à l'indice réfractométrique du sérum normal, après quoi il est redescendu peu à peu vers le chiffre physiologique.

***

Si, nous plaçant maintenant à un point de vue physiopathologique, nous cherchons à grouper les faits que nous venons d'énumérer, nous sommes amenés à les répartir en trois catégories.

A. — Dans certains cas, les variations de l'indice réfractométrique sont difficiles à interpréter ; il en est ainsi au cours des crises hémoclasiques et immédiatement après injection d'albumines hétérogènes. L'abaissement de l'index traduit peut-être alors des modifications qualitatives des albumines sériques, mais c'est là seulement une hypothèse. Ces faits, rares, mal élucidés, constituent le premier groupe.

B. — Dans le second groupe rentrent les faits où les variations de l'indice réfractométrique sont en rapport avec l'augmentation ou la diminution des protéines dans le sérum. Ici la teneur du sang en eau reste fixe, c'est la quantité d'albumine seule qui varie ; elle peut varier par excès ou par défaut.

Par excès : l'apport d'albumines hétérogènes provoque cette hyperalbuminose vraie ; le déversement dans le torrent circulatoire des globulines issues d'une volumineuse tumeur cancéreuse est une autre cause de cette variété d'hyperalbuminose étudiée par Lœper.

Par défaut : les infections aiguës, les états cachectiques qui s'accompagnent de dénutrition, de consommation exagérée d'albumine, provoquent de l'hypoalbuminose vraie. Au cours des œdèmes d'origine rénale, il se produirait incessamment, d'après Chiray, un déversement d'albumines dans les tissus et les séreuses ; et cet appauvrissement du sérum en protéines serait une cause importante de la baisse de l'indice réfractométrique.

C. — Le troisième groupe est de beaucoup le plus important. Il comprend tous les faits où les variations de l'indice réfractométrique sont liées à des variations dans la teneur en eau du sang. Ici, il n'y a pas perte ou gain réels d'albumine, mais simplement afflux plus ou moins considérable d'eau dans le torrent circulatoire, dilution ou concentration du sang.

Si le sang s'appauvrit en eau, le taux des albumines sériques s'élève. Ainsi s'explique l'élévation de l'indice réfractométrique rencontrée dans les états suivants :

La sudation, la purgation, le choléra qui déshydratent l'organisme.

Les injections sous-cutanées hypertoniques qui, par osmose, soustraient de l'eau au sang.

L'orthostatisme et la ligature des membres inférieurs chez les hydropiques parce qu'ils amènent la stase et le passage de liquide dans les tissus.

Les œdèmes d'origine cardiaque, d'après Lœper et Chiray, parce qu'ils seraient dus à une filtration exagérée de sérosité au niveau des capillaires sous l'influence de la stase veineuse.

De même, ces hyperconcentrations du sang, observées à la phase terminale (post-diurétique) d'une cure heureuse d'œdème rénal ou cardiaque, sont dues à une déshydratation momentanée de l'organisme, un assèchement trop parfait, grâce à l'abondance de la polyurie.

Au contraire, le taux des albumines sériques s'abaisse, lorsque de l'eau pénètre dans le torrent circulatoire. Ce mécanisme est banal; les exemples abondent:

L'injection intraveineuse de solutions hypotoniques s'accompagne de dilution sanguine transitoire, par pénétration d'eau exogène.

L'injection intraveineuse d'une solution hypertonique entraîne une dilution plus durable; cette fois, c'est l'eau des tissus, qui, en vertu des lois de l'osmose, passe dans le torrent circulatoire.

A la défervescence des maladies infectieuses c'est encore la pénétration de liquide tissulaire qui provoque l'hydrémie et la polyurie qui en est la conséquence.

La compression des membres œdémateux, par un mécanisme analogue, provoque la baisse de l'indice réfractométrique.

Toutes les fois que le filtre rénal est bouché, de l'eau est retenue dans l'organisme et l'hydrémie se constitue. Expérimentalement provoqué par la ligature des pédicules rénaux ou la production de néphrites aiguës, ce fait a été retrouvé en clinique chez tous les sujets atteints de néphrite hydropigène.

C'est l'oligurie seule qui pourrait expliquer l'hydrémie des cardiaques œdémateux que Vaucher prétend constante.

Au cours de la résorption des œdèmes (quelle que soit leur origine) c'est encore la pénétration dans le torrent circulatoire de l'eau emmagasinée dans les tissus qui explique la baisse du taux albumineux du sérum.

DEUXIÈME PARTIE

INFLUENCE DES HÉMORRAGIES ET PLUS PARTICULIÈREMENT DE LA SAIGNÉE SUR LA TENEUR DU SÉRUM EN PROTÉINES (INDICE RÉFRACTOMÉTRIQUE)

INDICE RÉFRACTOMÉTRIQUE CHEZ LES CARDIAQUES ŒDÉMATEUX

INDICE RÉFRACTOMÉTRIQUE ET TENSION ARTÉRIELLE

INFLUENCE DES HEMORRAGIES SUR LA TENEUR DU SERUM EN PROTEINES

I. — FAITS ET OPINIONS NON PERSONNELS

Toute perte de sang abaisse la teneur du sérum en protéiques. C'est un fait sur lequel tout le monde s'accorde et que les auteurs ont contrôlé en se servant de méthodes diverses.

Nous ne signalerons que pour mémoire l'abaissement de la viscosité du sang qui suit toute hémorragie; ce phénomène, en effet, dépend plus encore de la diminution du nombre des G. R. que de l'abaissement du taux des albumines: il a été constaté par B. Opitz, Oliva, Bachmann, Brandam, Casckey, etc.

Nous ne pouvons aussi accorder qu'une mention aux travaux de Richet, Brodin et Saint-Girons. Ces auteurs provoquent chez des chiens une série de petites hémorragies successives et chaque fois ils mesurent la densité du sang: ils constatent que ces densités vont en diminuant et que la diminution observée est sensiblement proportionnelle à la quantité de sang perdu.

Oliva, Veil, Lambling, Gley usant soit de la méthode réfractométrique, soit de la pesée des albumines sériques, ont trouvé constamment une hypoalbuminose relative après la saignée ou l'hémorragie.

Lœper (1903) pratique chez le lapin de petites saignées de 15 à 20 gr. répétées toutes les vingt-quatre heures pendant trois jours. Dans ces conditions, il a observé à la fin de l'expérience une diminution considérable du taux albumineux du sérum chez ces animaux: avant toute spoliation sanguine le chiffre des albumines sériques trouvé par L. était en moyenne de 49 gr. p. 1000; au troisième jour il s'abaissait à 29 gr. p. 1000, soit un écart de 20 gr. Chez quatre malades cet auteur a examiné la teneur du sérum en albumines avant une saignée et vingt-quatre heures après. Il a chaque fois constaté une hypoalbuminose considérable: avant la saignée, il y avait en moyenne 80 gr. 25 d'albumine par litre de sérum, vingt-quatre heures après on n'en trouvait plus que 64 gr. 25, soit un écart moyen de 16 gr.

A quel moment le taux des protéines revient-il à la normale? Tous les auteurs admettent que l'hypoalbuminose hémorragique est un phénomène transitoire.

D'après Lambling on peut, chez le chien, grâce à la saignée suivie d'injection de sérum de Locke tenant en suspension des G. R., abaisser la teneur en protéiques du sérum de 60 p. 1000 à 20 p. 1000, mais après un à deux jours la teneur primitive en protéiques est rétablie, même si l'animal est maintenu à jeun.

Pour Oliva (1911) l'abaissement du taux albumineux du sérum après la saignée est un phénomène très passager qui, au bout de deux heures, tend déjà à s'effacer.

D'après Rolla (1914), c'est deux heures et demie à trois heures après la saignée que l'hypoalbuminose est maxima.

Veil qui a étudié au moyen de la méthode réfractométrique l'influence de la saignée chez les artérioscléreux, estime que, chez ces malades, la concentration du sang reste diminuée pendant plusieurs semaines.

Hooper, Smith, Belt et Whiple (1920) ont saigné quatre chiens et donnent les résultats suivants : 30 minutes après une saignée de 25 à 26,04 p. 100 de la masse totale du sang, il est observé une diminution de la concentration du sérum en protéines allant de 3,70 à 14,04 p. 100 du chiffre initial. Cette diminution s'est accentuée les deux jours suivants chez trois chiens et n'a plus subi de modifications appréciables pendant neuf jours chez le quatrième animal.

Les recherches les plus récentes sont celles de Zunz et Govaerts (30 mars 1921) ; nous allons les analyser plus longuement.

Ces auteurs ont pratiqué chez 47 chiens des saignées copieuses en vue de provoquer le collapsus circulatoire post-hémorragique, c'est-à-dire assez abondantes pour maintenir plusieurs heures la pression systolique entre 30 et 50 mm. de Hg.

Ils ont noté d'abord que la teneur du sérum en protéines diminue rapidement au cours même de la saignée et que cette diminution s'accentue pendant les minutes qui suivent la spoliation sanguine. Chez le chien, dont le taux moyen des albumines sériques est de 66 gr. p. 1000, ils ont trouvé trois à dix minutes après la saignée un abaissement moyen de ce taux égal à 8 gr. 40.

Puis ce phénomène continue à s'effectuer, mais de plus en plus lentement, pour arriver à une diminution maxima dont le chiffre fut en moyenne de 14 gr.

Les auteurs font remarquer qu'il n'y a pas de relation évidente entre le degré de la diminution de la teneur du sérum en protéines et l'importance de la saignée.

Cette diminution traduit la pénétration du liquide des tissus dans le torrent circulatoire, destinée à restaurer le volume initial du sang.

Nous pouvons résumer en quelques propositions les constatations précédentes :

1° La teneur du sérum en protéines diminue relativement vite pendant la saignée même et peu après celle-ci ; puis de plus en plus lentement.

2° Il n'y a pas de relation évidente entre le degré de cette diminution et l'importance de la saignée.

3° Le processus d'augmentation secondaire de la concentration du sérum en albumine débute le plus souvent, chez le chien, après la deuxième heure, rarement plus tôt.

II. — RECHERCHES PERSONNELLES

Toutes nos mensurations ont été faites avec le réfractomètre de Pulfrich-Reiss, construit par Zeiss (1).

Avant d'aborder l'étude des variations de l'indice réfractométrique chez l'homme, sous l'influence de la saignée, nous avons voulu contrôler sur l'animal les assertions de Zunz et Govaerts.

Nous avons pratiqué chez un lapin de 1.800 gr. une saignée carotidienne de 50 gr. Un échantillon de sang a été prélevé au début et à la fin de la spoliation sanguine. Le réfractomètre indiqua, avant la saignée, un chiffre correspondant à 67 gr. 68 d'albumine par litre de sérum; à la fin de la saignée ce taux s'abaissait à 63 gr. 15, soit une diminution de 4 gr. 53 pendant les quelques secondes que dura la prise de sang. Dix minutes après nous ne trouvions plus que 56 gr. 78, soit une hypoalbuminose de 10 gr. 90 et trois heures plus tard 50 gr. 95; en trois heures le taux des albumines sériques avait donc baissé de 16 gr. 73 et c'est à ce moment que le réfractomètre nous indiqua le chiffre minimum.

En effet, une prise de sang pratiquée six heures après la saignée montra que le processus d'augmentation secondaire de la teneur du sérum en protéines avait déjà dé-

(1) Pour faciliter la lecture et la compréhension du texte, nous avons conventionnellement traduit en grammes d'albumine le chiffre indiqué par le réfractomètre. Pour retrouver le degré de l'échelle réfractométrique et l'indice de réfraction, on n'aura qu'à se reporter aux tables établies par Reiss.

buté: nous obtenions le chiffre de 52 gr. 46, vingt heures après le taux était déjà remonté à 62 gr. Dès lors l'augmentation se poursuit, mais avec une extrême lenteur: à la vingt-neuvième heure même chiffre qu'à la vingtième, à la cinquante et unième heure: 63 gr. 15 et à la centième: 66 gr. 60.

Donc, si la diminution de la teneur du sérum en protéines se fait rapidement pendant la saignée et les minutes qui la suivent, puis de plus en plus lentement, il semble que, de même, chez le lapin, l'augmentation secondaire de la teneur du sérum en albumines se fasse rapidement à partir de la troisième heure puis de plus en plus lentement.

Chez l'homme

A. L'hypoalbuminose au cours de la saignée. — a) *Elle est constante.* — Nous avons pu examiner le sérum de quinze malades atteints d'affections diverses et soignés dans un but thérapeutique. Nous avons prélevé un échantillon de sang au début, et un nouvel échantillon à la fin de la saignée. Ce sang était recueilli dans des tubes immédiatement et hermétiquement bouchés. L'examen réfractométrique du sérum était pratiqué dans les vingt-quatre heures, après rétraction complète du caillot.

Les saignées ont varié comme quantité de 250 gr. à 800 gr. Dans tous les cas, nous avons constaté que la teneur du sérum en protéines diminuait au cours de la saignée; cette diminution est d'ailleurs très variable suivant les sujets. Voici les chiffres extrêmes que nous avons observés:

Minimum: au cours d'une saignée de 300 cc., écart de

0 gr. 22 (75,67 à 75,45). [Obs. IV, Rosa Ch..., salle Espéronnier, n° 7, service du prof. Vedel.]

Maximum : au cours d'une saignée de 280 gr., écart de 12 gr. 80 (97,74 à 84,94). [Obs. XVIII. Léopold Est..., salle Saint-Jacques, n° 5, service du prof. Rimbaud.]

Le volume du sang prélevé au cours de ces quinze saignées fut en moyenne de 425 cc. et l'écart moyen observé de 3 gr. 44.

b) *Elle ne paraît proportionnelle ni à la quantité de sang prélevé ni à la durée de la saignée.* — Comme Zunz et Govaerts, nous n'avons pas noté qu'il y eût de relation entre la quantité de sang prélevé et la dilution du sérum. Voici deux exemples qui nous paraissent démonstratifs à ce point de vue.

Une saignée de 800 cc. n'a abaissé la teneur du sérum en albumine que de 0,85 (76,95 à 76,10). [Obs. III. Lou..., salle Bichat, n° 25, service du prof. Vedel.]

Une saignée de 250 cc. l'a abaissée dans un cas de 6 gr. 48 (82,80 à 76,32). [Obs. XI. Jean All..., salle Combal, service du prof. Ducamp.]

Nous avions pensé qu'une saignée de longue durée en donnant le temps aux liquides intestitiels de pénétrer dans le torrent circulatoire, provoquerait une hypoalbuminose plus considérable qu'une saignée rapide. Les faits sont venus infirmer cette hypothèse : une saignée de 450 cc. ayant duré 25 minutes, a provoqué un abaissement du taux albumineux du sérum, égal à 3 gr. 64 (89,22 à 85,58). [Obs. XIV. Elise Imb..., salle Espéronnier, n° 7, service du prof. Vedel] ; tandis qu'une saignée de 250 cc. ayant duré 7 minutes nous a donné une différence de 6 gr. 48 (82,80 à 76,32). [Obs. XI.]

c) *Elle paraît indépendante de l'affection dont est atteint le sujet.* — On pouvait aussi supposer que la présence ou l'absence d'œdèmes, une insuffisance cardiaque ou rénale, étaient susceptibles d'influencer le degré de cette diminution. En réalité, l'hypoalbuminose de saignée paraît tout à fait indépendante de la maladie que présente le sujet.

Les diminutions les plus considérables ont été observées :

1° Chez un hypertendu artérioscléreux : 12 gr. 80 (97,74 à 84.94) pour une saignée de 280 (obs. XVIII).

2° Chez un asystolique avec œdèmes : 9 gr. 22 (89,86 à 80,64) pour une saignée de 600 (obs. XII, Marcel Laf..., salle Bichat, n° 21, service du prof. Vedel).

3° Chez un bronchitique chronique avec asthme et emphysème : 6 gr. 48 (82,80 à 76,32) pour une saignée de 500 (obs. XI).

4° Chez un brightique (néphrite urémigène) sans œdèmes : 6 gr. 42 (89,22 à 82,80) pour une saignée de 500. (obs. V : Cous..., salle Combal, n° 27, service du prof. Ducamp).

Les écarts les plus faibles ont été trouvés chez :

1° Une femme atteinte de ramollissement cérébral : 0 gr. 22 (75,67 à 75,45) pour une saignée de 300 (obs. IV).

2° Un hypertendu présentant un très léger œdème des membres inférieurs : 0 gr. 75 (96,37 à 95,62) pour une saignée de 300 (obs. XIII, Bal..., salle Combal, service du prof. Ducamp).

3° Un asystolique avec volumineux œdèmes : 0 gr. 86 (76,96 à 76,10) pour une saignée de 800 (obs. III).

B. Variations de la teneur du sérum en albumine après la saignée. — Nous nous sommes efforcé chaque fois que la chose a été possible de suivre l'évolution ultérieure de cette hypoalbuminose.

Dans neuf cas nous avons pu pratiquer des examens réfractométriques vingt-quatre heures après la saignée.

Six fois l'hypoalbuminose s'était accentuée et était plus marqués à la vingt-quatrième heure qu'à la fin de la saignée. De ces six cas, l'un doit être disjoint: il s'agit d'un asystolique qui sous l'influence de la médication résorba rapidement ses œdèmes; tant que dura la résorption du liquide interstitiel l'hypoalbuminose alla croissant la teneur du sérum en albumines passa de 75 gr. 45 (chiffre initial) à 62 gr. 49 au troisième jour, soit un écart de 13 gr. (obser. VIII, Antonin Ver..., salle Combal, service du prof. Ducamp).

Restent cinq cas où la dilution sanguine était plus intense à la vingt-quatrième heure qu'à la fin de la saignée:

1° 73 gr. 72 à la fin de la saignée, 68 gr. 32 à la vingt-quatrième heure; écart en moins: 5 gr. 40 (obs. II, Her. Vid..., salle Espéronnier, n° 12, service du prof. Vedel, ramollissement cérébral).

2° 76 gr. 32 à la fin de la saignée, 73 gr. 08 à la vingt-quatrième heure; écart en moins: 3 gr. 24 (obs. XI, néphrite urémigène).

3° 80 gr. 64 à la fin de la saignée, 77 gr. 83 à la vingt-quatrième heure; écart en moins: 2 gr. 81 (obs. XII, asystolie avec œdèmes).

4° 84 gr. 94 à la fin de la saignée: 82 gr. 80 à la vingt-quatrième heure; écart en moins: 2 gr. 14 (obs. XVIII, artériosclérose et hypertension).

5° 85 gr. 58 à la fin de la saignée, 84 gr. 08 à la vingt-quatrième heure; écart en moins: 1 gr. 50 (obs. XIV, Elise

Imb., salle Espéronnier, n° 7, service du prof. Vedel, ramollissement cérébral).

Dans deux autres cas le chiffre des albumines sériques était dès la vingt-quatrième heure remonté au-dessus de son taux initial.

1° 76 gr. 96 au début de la saignée, 87 gr. 08 à la vingt-quatrième heure; écart en plus: 10 gr. 12 (obs. III, asystolie avec œdèmes).

2° 75 gr. 67 au début de la saignée, 79 gr. 77 à la vingt-quatrième heure; écart en plus: 4 gr. 10 (obs. IV, hypertension, ramollissement cérébral).

Enfin, dans un cas, le chiffre trouvé à la vingt-quatrième heure était plus élevé que celui de la fin de la saignée et moins élevé que celui du début:

89 gr. 22 au début de la saignée, 82 gr. 80 à la fin de la saignée, 85 gr. 79 à la vingt-quatrième heure (obs. V, bronchite chronique).

Nous voyons, donc, que la dilution du sang occasionnée par la saignée persiste pendant une durée variable suivant les individus. De la rapidité plus ou moins grande avec laquelle se reconstituent les albumines du sérum, il sera, peut-être, possible de tirer une conclusion clinique, mais le petit nombre des cas observés ne nous le permet pas; un de nos sujets qui, à la vingt-quatrième heure, avait dépassé de 10 gr. le taux initial de ses protéines sériques était un asystolique œdémateux, en tout comparable à d'autres malades dont l'hypoalbuminose fut prolongée.

En tous cas, chez le plus grand nombre des sujets la dilution relative du sérum était encore très marquée vingt-quatre heures après la saignée. Cela ne signifie pas, bien entendu, que la dilution fût maxima à ce moment. Il est probable que, chez l'homme comme chez l'animal, le maximum est atteint beaucoup plus précocement. Il faudrait pour le déterminer avec précision pouvoir pratiquer des prises de sang en série, toutes les heures par exemple ; on conçoit qu'on se heurte à des difficultés pratiques insurmontables.

Chez une malade (ramollissement cérébral avec hémiplégie) nous avons pu faire des prises de sang cinq heures et vingt-quatre heures après une saignée de 400 gr. (observ. XIV).

Nous avons obtenu les chiffres suivants :

Début de la saignée : 89 gr. 22, 63° au réfractomètre.

Fin de la saignée : 85 gr. 58, 61°3 au réfractomètre.

Cinq heures après la saignée : 83 gr. 87, 60°5 au réfractomètre.

Vingt-quatre heures après la saignée : 84 gr. 08, 60°6 au réfractomètre.

Dans ce cas, le taux le plus bas fut observé à la cinquième heure et il était en réascension à la vingt-quatrième heure.

***

D'autre part, nous avons cherché à savoir ce que devenait à plus longue échéance cette variation de l'indice réfractométrique du sérum ; nous avons pu y parvenir dans sept cas.

1° Deux fois nous avons constaté que la dilution du sérum persistait très marquée encore au troisième jour ; dans ces deux cas il s'agissait d'asystoliques œdémateux dont l'état s'améliora très rapidement et qui résorbèrent leurs œdèmes. Pareille constatation a déjà été faite par tous les auteurs qui ont étudié les variations de l'hydrémie au cours de la résorption des œdèmes.

Nous avons eu l'occasion de signaler plus haut l'un de ces cas (obs. VIII). Le taux des albumines passa de 75 gr. 45 au début de la saignée à 66 gr. 38 dix-sept heures après et 62 gr. 49 à la soixante-douzième heure. Dans l'autre cas le chiffre s'abaissa de 88 gr. 57 à 67 gr. 03 le troisième jour (obs. X, Victoire Jal..., salle Fouquet, n° 3, service du prof. Ducamp).

2° Les deux sujets chez qui la teneur du sérum en albumine était remontée au-dessus de son taux initial dès la vingt-quatrième heure ont évolué de la façon suivante :

L'un (asystolique œdémateux) voyait cette concentration réactionnelle de son sang diminuer rapidement et le chiffre obtenu le quatrième jour était voisin du chiffre initial (obs. III).

76,96 au début de la saignée.
87,08 à la vingt-quatrième heure.
79,99 le quatrième jour.

Chez l'autre (hypertension, ramollissement cérébral) l'hyperalbuminose avait encore augmenté le troisième jour. C'est le neuvième jour que nous avons observé le retour au chiffre primitif (obs. IV).

75,67 au début de la saignée.
79,77 à la vingt-quatrième heure.
80,64 à la soixante-douzième heure.
75,02 au neuvième jour.

Dans un troisième cas nous avons encore noté une élévation de l'indice réfractométrique au-dessus de son chiffre initial ; il s'agissait d'une femme atteinte de ramollissement cérébral (obs. II). Le réfractomètre indiquait :

Au début de la saignée : 75 gr. 45 d'albumine p. 1000.
A la vingt-quatrième heure : 68 gr. 32.
A la quarante-cinquième heure : 78 gr. 48.

Le décès, brusquement survenu, nous empêcha de poursuivre nos investigations plus loin.

3° Dans deux cas nous n'avons pas observé cette hyperconcentration secondaire du sérum après la saignée; mais dans l'un nous n'avons pas pu effectuer de prise de sang entre la vingt-quatrième heure et le huitième jour (obs. XII).

89,86 au début de la saignée.
77,83 à la vingt-quatrième heure.
85,58 au huitième jour.

Dans l'autre nous avons obtenu les résultats suivants (obs. VI, Philippine Co..., salle Espéronnier, service du prof. Vedel, hypertension) :

76,75 au début de la saignée.
73,51 à la quarante-huitième heure.
76,32 au neuvième jour.

Trois fois nous avons pu faire un examen réfractométrique après le huitième jour qui suivit la saignée; trois fois nous avons noté qu'à ce moment l'indice était à peu près revenu à son chiffre initial.

1° (obs. IV), chiffre initial, 75 gr. 67 d'albumine par litre; chiffre au neuvième jour, 75 gr. 02, ramollissement cérébral, hypertension.

2° (obs. VI), chiffre initial, 76 gr. 75; chiffre au neuvième jour, 76 gr. 32, hypertension.

3° (obs. XII), chiffre intial, 89 gr. 86; chiffre au huitième jour, 85 gr. 58, asystolie avec œdèmes.

***

Il semble donc que chez l'homme les choses se passent ainsi :

Au cours même de la saignée se produit une dilution sanguine qui s'accentue pendant les heures qui suivent. Cette dilution est maxima à une heure que nos recherches ne nous permettent pas de fixer, mais très certainement avant la vingt-quatrième heure. Puis l'indice réfractométrique se relève, atteint son chiffre de début et le dépasse (mais nous ne saurions affirmer que ce dernier phénomène est constant).

L'écart entre le chiffre initial et le chiffre de l'hyperalguminose réactionnelle est parfois considérable (3 gr. dans un cas, 5 gr. dans un autre, 10 gr. dans un troisième). C'est lorsque nous avons pu faire des prises de sang entre la quarantième et la soixante-douzième heure que nous avons constaté ce phénomène.

Au huitième jour, tout est généralement rentré dans l'ordre et on retrouve le même index réfractométrique qu'au début.

Au point de vue clinique, il ne nous paraît pas qu'on puisse tirer des constatations que nous avons faites des conclusions bien intéressantes.

Dans deux cas d'asystolie où la dilution sanguine fut intense et persistante, la guérison survint rapidement avec la résorption des œdèmes.

Peut-être la constatation d'une hypoalbuminose progressive chez les asystoliques est-elle l'indice d'une résorption des œdèmes se faisant dans des conditions particulièrement favorables?

D'une façon plus générale, le réfractomètre paraît susceptible de fournir des indications intéressantes sur l'utilité de la saignée thérapeutique chez les intoxiqués. Une baisse considérable et rapide de l'indice réfractométrique après la saignée, montre que l'eau des tissus (laquelle entraîne des produits toxiques), passe facilement dans le torrent circulatoire et que, par conséquent, la spoliation sanguine peut être suivie d'heureux effets.

Au contraire, un indice réfractométrique immuable indiquerait que les tissus retiennent à la fois l'eau et les principes toxiques et démontrerait l'inefficacité de la saignée.

A un autre point de vue, la méthode réfractométrique semble pouvoir venir en aide au clinicien dans le diagnostic de ces « œdèmes irréductibles », décrits par Achard: ici, c'est par élévation du coefficient lipocytique que les tissus fixent de l'eau. La saignée est incapable de mobiliser cette eau tissulaire, et l'indice réfractométrique doit, par définition, rester fixe. Les cas d' « œdème irréductible » sont rares et nous n'avons pas eu l'occasion d'en observer.

L'INDICE REFRACTOMETRIQUE DU SERUM CHEZ LES CARDIAQUES ET LES BRIGHTIQUES ŒDEMATEUX

Frappé par les résultats contradictoires obtenus par les différents auteurs qui ont étudié les variations du taux des protéines sériques au cours des œdèmes d'origine cardiaque, nous avons tâché, dans la mesure de nos moyens, de préciser ce point.

D'une part, Lœper et Chiray affirment que chez les asystoliques œdémateux, on trouve constamment de l'hyperalbuminose; d'autre part, Vaucher prétend que tout œdème, qu'il soit d'origine cardiaque, ou d'origine rénale, s'accompagne de dilution du sang.

Nous avons eu l'occasion d'examiner au réfractomètre le sérum de huit malades œdémateux.

Chez six d'entre eux, les œdèmes étaient incontestablement d'origine cardiaque; chez les deux autres, ils étaient non moins incontestablement d'origine rénale.

Voici, avec un résumé rapide de l'observation clinique, les résultats que nous avons trouvés:

Sujets atteints d'insuffisance cardiaque

1° Arythmie, gros foie, volumineux œdème des membres inférieurs, pouls incomptable: 92 gr. 86 (obs. XVII, salle Fouquet, n° 4, service du prof. Ducamp).

2° Insuffisance aortique chez un spécifique éthylique, insuffisance mitrale, œdème des membres inférieurs, ascite, albuminurie: 89 gr. 86 (obs. XII).

3° Arythmie complète, acrocyanose, œdèmes des membres inférieurs: 88 gr. 58 (obs. X).

4° Insuffisance aortique et insuffisance mitrale, œdème des membres inférieurs: 80 gr. 64 (obs. XV, Cr. Herm..., salle Espéronnier, n° 28, service du prof. Vedel).

5° Hypertrophie et dilatation du cœur, gros foie, œdème des bases, épanchement base droite, léger œdème des membres inférieurs: 76 gr. 96 (obs. III).

6° Cœur sourd, arythmie complète, gros foie douloureux, léger œdème des membres inférieurs: 75 gr. 45 (obs. VIII).

Sujets atteints d'insuffisance rénale

1° Néphrite urémigène (azotémie 0,87), albuminurie discrète, léger œdème des membres inférieurs: 69 gr. 41 (obs. VII, X..., salle Combal, service du prof. Ducamp).

2° Néphrite aiguë chez un enfant, albuminurie massive, anasarque: 52 gr. 46 (obs. IX, J. V..., salle Pourché, service du prof. Leenhardt).

Si nous considérons comme normaux les chiffres de 75 à 80 gr. d'albumine par litre de sérum, nous voyons que, de nos six asystoliques, deux sont restés dans les limites physiologiques; ils ne présentaient qu'un léger œdème. Les quatre autres, dont les œdèmes étaient plus volumineux, ont atteint des chiffres nettement au-dessus de la normale.

Au contraire, chez nos deux brightiques nous avons trouvé une teneur du sérum en protéines très nettement abaissée.

Ces observations sont, malgré leur petit nombre, assez démonstratives pour que nous n'hésitions pas à adopter les conclusions de Lœper et de Chiray.

Au cours des œdèmes d'origine cardiaque, on observe généralement une élévation de l'indice réfractométrique du sérum, élévation qui contraste avec la baisse de ce même indice, constamment observé au cours des œdèmes d'origine rénale.

INDICE REFRACTOMETRIQUE DU SERUM ET TENSION ARTERIELLE

Nous plaçant à un autre point de vue, nous avons cherché s'il n'existait pas une relation entre le degré de la tension artérielle et l'indice réfractométrique du sérum.

Il semble bien qu'aucun rapport n'unisse ces deux facteurs, comme tendent à le prouver les exemples suivants:

Chez un grand hypertendu (30 mx, 15 mn, appareil de Vaquez-Laubry), nous avons rencontré le chiffre impressionnant de 96 gr. 38 d'albumine par litre de sérum (obs. XIII). Mais chez une femme à tension forte (25 mx, 13 mn) le taux des albumines (76 gr. 75, obs. VI) est moins élevé que chez d'autres malades à tension plus basse:

88 gr. 50 pour une tension 17,5 mx, 11,5 mn (obs. X).

78 gr. 05 pour une tension 14 mx, 9,5 mn. (obs. I, Jules R..., salle Bichat, n° 22, service du professeur Vedel).

D'autre part, si nous considérons deux malades présentant la même tension (17,5 mx, 11,5 mn), nous trouvons deux indices réfractométriques absolument différents:

88 gr. 58 dans un cas (obs. X).

69 gr. 41 dans l'autre (obs. VII).

CONCLUSIONS

I. — Toute spoliation sanguine de quelque importance provoque une baisse de l'indice réfractométrique du sérum. Cette baisse s'accuse immédiatement, au cours même de la saignée. Elle ne paraît être en rapport ni avec la quantité de sang perdu, ni avec la durée du prélèvement, ni avec l'affection que présente le malade.

II. — Dans la grande majorité des cas, la dilution sanguine est encore très marquée vingt-quatre heures après la saignée. Puis l'indice réfractométrique se relève, atteint et souvent dépasse son chiffre initial; au huitième jour tout est rentré dans l'ordre.

L'hyperalbuminose réactionnelle est parfois beaucoup plus précoce, manifeste dès la vingt-quatrième heure.

Les facteurs qui font varier les modalités de cette augmentation secondaire des protéines du sérum, nous échappent complètement.

III. — Dans le sérum des sujets présentant des œdèmes d'origine cardiaque, nous avons, comme Lœper et Chiray, trouvé un indice réfractométrique anormalement élevé, dans la majorité des cas.

Chez les brightiques nous avons retrouvé l'hydrémie classique.

IV. — Il n'y a pas de relation évidente entre le degré de la tension artérielle et la teneur du sérum en albumine.

BIBLIOGRAPHIE

ACHARD. — Le partage du liquide entre les milieux vitaux. *Semaine médicale,* 1907.

— et LŒPER. — Sur l'état du sang après la ligature du pédicule des reins. *Soc. biol.*, 20 déc. 1902.

— Injections salines après ligature du pédicule des reins. *Soc. biol.,* 20 déc. 1902.

— RIBOT et LEBLANC. — Le coefficient lipémique dans les hydropisies. *Soc. biol.,* 5 avril 1919.

— TOURAINE et SAINT-GIRONS. — Variations cycliques des albumines du sérum dans les infections aiguës. *Soc. biol.,* 20 juillet 1912.

ARON. — Composition chimique du sang dans le choléra asiatique. *Philippine journal of science,* oct. 1910.

BACHMANN. — Importance en clinique de l'appréciation de la viscosité sanguine. *Deutsch. Arch. f. Kl. med.,* Bd XCIV, p. 401, 1908.

BARLOCCO. — Les modifications des valeurs physico-chimiques du sérum. *Congrès de médec. interne de Rome,* 19-22 déc. 1910.

BENEZUR. — Modifications de l'ind. de réf. du sérum sanguin après ingestion de sel de cuisine. *Zeitschr. f. Klin. Med.,* t. XVII, 164-175, 1909.

BERGER. — La teneur protéique du sérum après les injections sériques. *Schweiz. Mediz. Wochenschr.,* n° 9, 2 mars 1922.

BRANDAM. — La viscosité sanguine et le traitement des états de déséquilibre cardio-rénal. *Rev. méd. de Rosario,* déc. 1917.

BURTON-OPITZ. — La viscosité du sang. *Journ. of the Am. med. Assoc.*, vol. LVII, n° 5, 25 juillet 1915.

CASCKEY. — La viscosité du sang; sa valeur en clinique. *Journ. of the Amer. med. Assoc.*, 14 nov. 1908.

CASTAIGNE et CHIRAY. — Effets produits sur le sang par le passage d'albumines hétérogènes dans la circulation. *Semaine médicale,* 1906.

CHALIER, BOULUT et CHEVALIER. — De la signification de la viscosité du sérum sanguin. *Soc. méd. hôpit. Lyon,* 14 juin 1921.

CHELLE. — Sur l'indice mercurique du sang chez l'homme et quelques animaux et sur ses applications cliniques. *Bull. des trav. de la Soc. de pharmacie de Bordeaux,* p. 289, 1912.

CHIRAY. — Des effets produits sur l'organisme par l'introduction de quelques albumines hétérogènes. *Thèse Paris,* 1906.

— Dilution et concentration du sang. *Presse méd.*, 8 janv. 1908.

— Les variations du sang au cours des œdèmes et le signe de la ventouse. *Journ. méd. franç.*, 15 janvier 1914.

— et DEMANCHE. — Valeur des indications fournies par le réfractomètre Zeiss dans la mesure des albumines du sérum sanguin et des sérosités pathologiques. *Soc. Biol.*, 27 juillet 1907.

ENGEL. — Kemische Untersuch. uber den Refractionskoefficienten des Blutserums. *Berlin. Klin. Woch.*, 27 mai 1907.

GANDRO. — Le sérum du sang dans les néphrites aiguës expérimentales. *La riforma medica,* 1909.

GETTLER et LINDEMANN. — Etude chimique du sang dans l'anémie pernicieuse. *Arch. of internal. medicine,* octobre 1920.

— et OPPENHEIMER. — Diagnostic des néphropathies et des cardiopathies par la détermination des constantes physiques. *Arch. of internal medicine,* février 1919.

GILBERT et WEINBERG. — Traité du sang, tome I.

HERLITZKA. — Influence de la température sur l'indice de réfr. de l'albumine. *Arch. italiennes de biologie,* LVII, 1912.

HOOPER, SMITH, BELT and WHIPLE. — Blood volume studies. *Amer. journ. of physiol,* L, 1920.

JAVAL. — *Soc. biol.,* 14 déc. 1907.

LAMBLING. — Biochimie.

LÉVY. — Sur les échanges qui se produisent entre le sang et les liquides interstitiels après ingest. de chlorure de potassium et de chlorure de calcium. *Annales de médecine,* t. VIII, n° 2, février 1923.

LISBONNE et MARGAROT. — La viscosité du sang. *Arch. des mal. du cœur,* 1913.

LŒPER. — Mécanisme régulateur de la composition du sang. *Thèse Paris,* 1903.

— Dilution sanguine et polyurie. *Presse méd.,* 23 mai 1903.

— FORESTIER et TONNET. — L'hyperalbuminose du sérum des cancéreux. *Presse méd.,* 27 avril 1921.

LŒWENBERG. — L'effet du chlorure de calcium sur la concentration du sang. *Annales de médecine,* t. XIII, n° 2, février 1923.

OLIVA. — Modifications physicochimiques du sang après la saignée et l'hypodermoclyse. *Cliniço med. ital.*, 1911.

OPPENHEIMER et REISS. — *Deutsch. Archiv. f. Klinische Medizin.*, 1909.

PLEHN. — La teneur en eau du sang. *Deutsch. Archif. fur Klin. Med.*, 1908.

POLANYI. — Recherches sur les modif. des propriétés physiques et chimiques du sérum sanguin pendant l'inanition. *Biochemisches Zeitschrift*, XXXIV, 1912.

REISS. — Der Brechungskoefficient des Eiweisskorper des Blutserums. *Beitrage z. chem. Physiol. u. Pathol.* IV, 1903.

RICHET, BRODIN et SAINT-GIRONS. — La densité du sang après les grandes hémorragies. *Acad. Sciences*, 15 avril 1918.

— La quantité de sang circulant mesurée d'après le nombre des hématies. *Journal de physiol. et de pathol. gén.*, t. XVIII, 1919.

RIEUX. — *Traité d'hématologie.*

ROBIN. — L'azote albuminoïde dans le sérum du sang des cancéreux. *Acad. méd.*, 20 juillet 1920.

ROLLA. — Modific. della reazione del siero di sangue dopo il salasso. *Riforma medica*, 5 et 12 juillet 1914.

ROUBIER. — Contribution à l'étude des modifi. du sang dans les néphrites. *Thèse Lyon*, 1903.

ROWE. — Etudes réfractom. sur les protéines du sérum dans la néphrite, l'insuffis. cardiaque, le diabète, l'anémie et d'autres maladies chroniques. *Arch. of internal. med.*, vol. XIX, n° 3, mars 1917.

— Teneur en albumine et en globuline du sérum sanguin de l'homme normal ou atteint de syphilis, pneumonie et autres infections. *Arch. of intern. med.*, octobre 1916.

— Influence de la stase veineuse sur la teneur en protéines du sérum sanguin de l'homme. *Journ. of labor. and clin. medicine*, 1916.

Strauss. — Untersuch. uber den Wassergehalt des Blutserums bei Herz und Nierenwassersucht. *Zeitsch. f. Klin. Med.*, LX, 1906.

— et Chajes. — Refractometrische Eiweissbesti-mungen an Menschlichen Blutserum und ihre Klinische Bedeutung. *Zeitschr. f. Kl. Med.*, 'I, 1904.

Teissier, Morel et Cade. — Recherches sur la teneur en albumines coagulables du sérum dans divers états pathologiques. *Congrès français de médec. interne*, Genève, 1908; *Province médicale*, 26 déc. 1908.

Terroine. — Sur la teneur en eau du sang. *Soc. biol.*, 28 mars 1914.

Tranter et Rowe. — Détermination par la réfractométrie de la teneur en albumine, globuline et éléments non protéiques du sérum sanguin de l'homme normal. *Journ. of the amer. med. Assoc.*, 23 octobre 1915.

Vadala. — *Clinico med. ital.*, 1907.

Vaucher. — L'hydrémie des brightiques et cardiaques œdémateux. *Thèse Paris*, 1911.

Vecchi. — Potere antitriptico, indice di refrazione e reazione di Rivalta del siero di sangue negli individui affetti da tumori maligni. *Riforma medica*, 24 octobre 1910.

VEIL. — Des variations de la concentration du sang. 30e *Congrès all. de méd. interne*, avril 1913.

VIGNES. — Le sang et l'appareil circulatoire pendant la gestation. *Progrès médical*, 30 octobre 1921.

VILLARET et BÉNARD. — Recherches sur l'hydrémie au cours des ascites. *Soc. biol.*, 16 mai 1914.

WIDAL, ABRAMI, BRISSAUD, BÉNARD et JOLTRAIN.— Les modific. de l'indice réfractométrique du sérum au cours des crises hémoclasiques. *Soc. biol*, 4 juillet 1914.

WIDAL, BÉNARD et VAUCHER. — *Semaine médicale*, février 1911.

YOSHIKAWA, YANO et NEMOTO. — Etudes sur le sang dans le béribéri. *Arch. of intern. med.*, 15 juillet 1917.

ZANDA. — La valeur du pourcentage en albumine du sérum du sang évaluée au moyen de l'indice réfractométrique et de la densité. *Arch. di farmacologia sperimentale*, vol. XVI, 1er déc. 1913.

ZUNZ et GOVAERTS. — Recherches sur le collapsus circulatoire post-hémorragique. *Arch. internat. de physiol.*, XVIII, f. 2, nov. 1921.

SERMENT

En présence des Maîtres de cette Ecole, de mes chers condisciples et devant l'effigie d'Hippocrate, je promets et je jure, au nom de l'Etre suprême, d'être fidèle aux lois de l'honneur et de la probité dans l'exercice de la Médecine. Je donnerai mes soins gratuits à l'indigent, et n'exigerai jamais un salaire au-dessus de mon travail. Admis dans l'intérieur des maisons, mes yeux ne verront pas ce qui s'y passe; ma langue taira les secrets qui me seront confiés, et mon état ne servira pas à corrompre les mœurs ni à favoriser le crime. Respectueux et reconnaissant envers mes Maîtres, je rendrai à leurs enfants l'instruction que j'ai reçue de leurs pères.

Que les hommes m'accordent leur estime si je suis fidèle à mes promesses! Que je sois couvert d'opprobre et méprisé de mes confrères si j'y manque!

www.ingramcontent.com/pod-product-compliance
Ingram Content Group UK Ltd.
Pitfield, Milton Keynes, MK11 3LW, UK
UKHW022124170726
13837UKWH00003B/1350